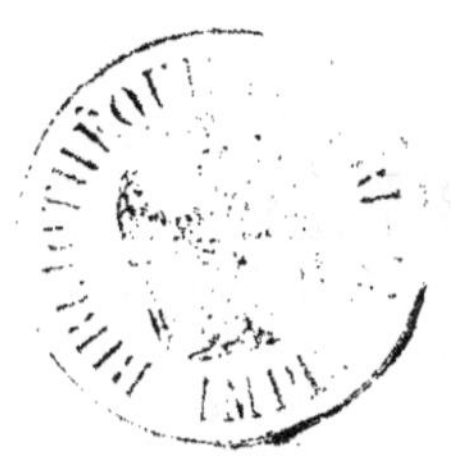

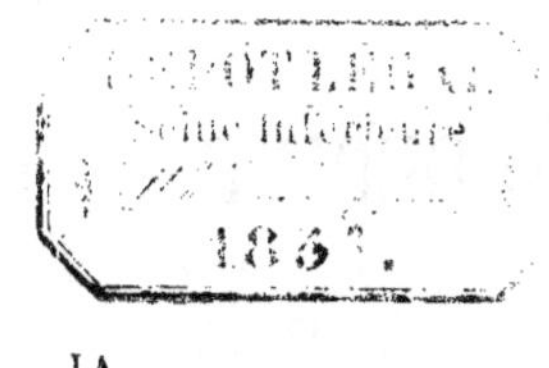

LA

MÉDECINE NATURELLE

ET LA

MÉDECINE SCIENTIFIQUE

PAR LE DOCTEUR MAIRE

Président de la Société Havraise d'Etudes Diverses; Vice-Président de l'Association Médicale de la Seine-Inférieure; Membre de plusieurs Académies ou Sociétés savantes; Chevalier de la Légion-d'Honneur, etc.

HAVRE
IMPRIMERIE LEPELLETIER, PLACE LOUIS-PHILIPPE, 12.
1863

LA MÉDECINE NATURELLE

ET

LA MÉDECINE SCIENTIFIQUE

Ceci, Messieurs, est la suite de l'*Etude sur l'homme de la nature et l'homme de la civilisation,* que j'ai eu l'honneur de vous lire l'année dernière. Permettez-moi, tout d'abord, de justifier, ou plutôt d'expliquer le titre de ce nouveau travail.

La médecine a pour but de prévenir, pallier ou guérir les maladies.

L'on ne saurait donc être médecin sans connaître le malade, la maladie et le remède. Toute médecine est donc scientifique, puisqu'elle se compose inévitablement de la connaissance de ces trois éléments.

Il y a cette différence, toutefois, entre la médecine que j'appelle naturelle, et celle que je nomme scientifique, que la première sacrifie volontiers les données de la science au langage de la nature, et que la seconde, au contraire, fait bon marché des inspirations de la nature au profit de la science.

Cette explication acceptée, sous toute réserve, je le veux bien, nous entrons en matière.

Je vous ai dépeint l'homme au sortir des mains de la nature, animal perfectionné et perfectible, définition à laquelle je tiens, magré l'indignation qu'elle a soulevée chez l'un de nos honorables collègues dont la haute intelligence aura déjà compris que la perfectilité, cet apanage de l'humanité, dont il a su lui-même tirer un si bon parti, suffit pour établir entre l'homme et la brute une barrière à jamais infranchissable. Autorisez-moi, cependant, puisque j'en trouve l'occasion, à revenir encore une fois sur cette définition.

L'homme est un règne à part, a dit un savant académicien, parce que seul il jouit de la raison pure, parce que seul il se connaît et connaît qu'il se connaît, parce que seul il a le droit de dire avec Descartes : « Je pense, donc je suis ; » parce que seul, enfin, il comprend la causalité, le temps, l'infini, l'espace, etc.

Sans doute à l'homme seul ces précieux privilèges, mais en quoi cela infirme-t-il qu'il ne soit l'être le plus perfectionné des animaux créés ? au contraire, il me semble, cela le prouve. L'huître est-il un animal égal au chien ? et sans chercher si éloignées les unes des autres nos comparaisons : le poisson jouit-il des perfections de l'oiseau ? celui-ci du quadrupède ? et parmi ces derniers, le mouton est-il au niveau intellectuel du singe ? Repassez dans votre mémoire les facultés intellectuelles du mouton et celles du quadrumane, et dites-moi, en conscience, si elles ne sont pas aussi distantes entre elles, que celles de ce dernier, par rapport à l'homme !

Ne venez donc plus me dire : l'espèce humaine forme un règne à part, parce qu'elle jouit de la raison pure. A moins que vous ne m'accordiez que le singe, lui aussi, forme un règne à part, parce qu'il jouit du talent d'imiter et de la faculté de se souvenir, de raisonner et d'agir, conséquemment aux inspirations d'une volonté libre et réfléchie.

Le singe, au point de vue psychologique, est donc un mouton perfectionné, comme l'homme lui-même est un animal plus parfait qu'aucun autre. Voilà ce que j'ai voulu dire.

J'ai ajouté qu'il est perfectible. Sans doute le singe apprend aussi par l'expérience de la vie et se perfectionne, puisqu'il jouit d'une certaine mémoire. Mais la perfectibilité des animaux, qu'elle vienne d'eux-mêmes ou qu'elle leur soit acquise de nous par l'éducation, a des limites infranchissables, parce qu'elle ne saurait s'exercer qu'à l'aide de leurs propres facultés ; or, comme ils ne jouissent pas de la raison, il leur est complètement impossible d'exercer un contrôle sur les actes qu'ils accomplissent ; d'où nécessairement une perfectibilité des plus restreintes.

Vous dites, je le sais, les facultés supérieures que Dieu a accordées à l'homme, celles de le comprendre, de se comprendre lui-même et de comprendre la nature, sont tellement supérieures aux facultés les plus élevées des animaux, qu'elles le placent bien au-dessus d'eux à tous égards.

Mais veuillez un instant vous représenter les attributs que vous reconnaissez à la Divinité, qui est bien au-dessus de vous, vous en convenez, et cherchez l'énorme distance qui vous en sépare.

D'un autre côté, réfléchissez à la distance qui existe entre l'huître et le singe dont je vous parlais à l'instant, et quoi qu'elle soit moindre que celle qui vous sépare de votre créateur, elle n'en est pas moins énorme, et pourtant ce sont deux animaux !

Mais revenons, ou plutôt venons-en à notre sujet. J'ai émis dans le travail auquel je viens de faire allusion une proposition que je vais développer parce qu'elle est ici à sa place. Dieu, ai-je-dit, a fait le bien et n'a pu faire le mal qui afflige notre espèce.

Voici, en effet, ce que Moïse met dans la bouche du Sei-

gneur : « Faisons l'homme à notre image et ressemblance,
» et qu'il commande aux poissons de la mer, aux oiseaux
» du ciel, aux bêtes, à toute la terre et à tous les reptiles
» qui se remuent sous le ciel.

» Dieu créa donc l'homme à son image ; il le créa à l'i-
» mage de Dieu et il les créa mâle et femelle. »

Ces première lignes de la Genèse ne vous semblent-elles pas assez explicites ? Dieu n'est-il pas l'éternel foyer de toute justice, de toute beauté, de toute bonté, de toute vérité ? D'un autre côté, Dieu n'est-il pas incorporel ? A quelle image et ressemblance aurait-il donc formé cette créature privilégiée, si ce n'est à celle dont il est lui-même le parfait modèle ? La ressemblance ne saurait donc s'appliquer qu'aux qualités, c'est-à-dire aux vertus, et non aux formes, attendu qu'il ne saurait jamais exister d'analogie entre la matière et l'esprit.

Dieu a donc créé l'homme bon, beau, juste et vrai ; il y a plus, c'est qu'il a doté l'espèce humaine de l'immortalité dont il jouit lui-même. Mais en l'ennoblissant jusqu'à lui céder une part de ses souverains attributs, il lui a laissé la faculté de faire ou de ne pas faire, c'est-à-dire qu'il l'a créé libre. Toutefois, il a dû, pour le guider dans la pratique de cette liberté absolue et en prévenir les écarts, le munir d'un fil conducteur, lui donner un censeur éclairé relevant de lui-même ; ce guide c'est la conscience, juge inexorable dont les passions peuvent étouffer la voix, mais qu'elles ne sauraient jamais corrompre.

Ce guide est devenu nécessaire quand à cet esprit il a donné une enveloppe matérielle, quand à cette âme il a ajouté un corps et qu'il lui a créé des appétits, devenus, par leur prépondérance, la source des maux qui affligent l'humanité.

Dieu a donc fait le mal, dites-vous, puisqu'il nous a donné des appétits dont nous pouvons abuser.

Mais remarquez-le bien, le mal est ici relatif, il est dans l'abus, dans l'usage sciemment mal exercé du bien ; il n'existe que relativement, que conséquemment à un ordre impérieux que la passion adresse à la liberté ; à une défaillance momentanée de la conscience ; il n'existe pas en soi, il n'est rien par lui-même.

Et logiquement raisonnant, croyez-vous que Dieu, cette source infinie et inépuisable de bonté, eut tant fait pour que nous pussions jouir des joies de la création, et que honteux, en quelque sorte, de s'être oublié dans la mesure des perfections qu'il nous avait dévolues, il eût cru devoir ternir son œuvre par un souffle impur ? Non, Dieu est trop juste pour avoir fait le mal ; ne serait-ce que pour sa gloire : nous en accusons l'humanité.

Mais « notre séjour sur cette terre est un temps d'épreu-
» ves, nous dit-on ; nous sommes des exilés et comme les
» enfants de Jacob, en quête de la terre promise. Plus nous
» serons malheureux ici-bas, plus nous serons récompensés
» dans le ciel, des maux que nous aurons souffert. »

Il résulterait de ces pensées, que j'emprunte aux Pères de l'église, que le mal, devant en dernier résultat tourner au profit de l'humanité, Dieu, en faisant le bien, aurait aussi fait le mal ; que le bien comme le mal ne sont d'ailleurs que des corrélatifs, et que l'un ne saurait exister là où l'autre n'est plus possible ; que la même corde, enfin, produit l'une ou l'autre de ces sensations, selon l'amplitude ou l'étendue de ses vibrations.

Ce dernier raisonnement a bien son mérite, mais il s'applique à l'homme actuel, je veux dire à l'homme enfant de la civilisation, et nous serions plus disposés à nier l'existence du soleil qu'à ne pas croire aux maux de l'humanité. Nous disons seulement ceci, c'est que les maux qui l'affligent sont son œuvre. Certes, puisque le mal existe, il faut bien que Dieu l'ait permis, mais je dis qu'il ne l'a pas fait.

Quand il créa le premier homme, il le doua de toutes les perfections et il resta parfait jusqu'au moment de sa désobéissance, c'est-à-dire jusqu'à l'époque de la naissance des instincts du corps, dont le langage énergique fit taire la conscience. D'après les saintes écritures, ce furent d'abord la curiosité et la convoitise ; puis, ajoutent-elles en parlant du premier couple, « leurs yeux s'ouvrirent à la lumière, ils » s'aperçurent qu'ils étaient nus ; » l'instinct de la pudeur surgissait ; « ils eurent peur et se cachèrent en entendant la voix du Seigneur. » Ce fut alors que Dieu dit à la femme : « Je vous affligerai de plusieurs maux pendant votre grossesse et vous enfanterez dans la douleur. » Ces courtes citations, que je pourrais facilement étendre, ne nous font-elles pas assister à la naissance de ces appetits destinés à l'entretien de l'individu et de l'espèce, et ne nous montrent-elles pas dans leur langage figuré deux hommes distincts ; l'homme sorti parfait des mains du créateur et l'homme souillé par le péché, l'homme envahi par le mal.

La limite de temps, qui sépare ici le bien du mal, ne saurait être appréciée ou plutôt, si nous la comparons aux laps des créations, c'est-à-dire aux six jours de la bible, et que nous leur donnions l'interprétation présentée par quelques savants, pour ceux-ci, elle a dû être considérable. D'ailleurs, plusieurs événements sont venus s'intercaler entre la création et la faute. Il est écrit dans la Genèse, en effet, « Dieu » amena devant Adam tous les animaux terrestres et tous les » oiseaux du ciel, afin qu'il vit comment il les appellerait. » Vous conviendrez qu'un pareil dénombrement ne put se faire dans un jour, à moins que ce ne fût un des jours de la bible.

Et d'ailleurs, quand le Seigneur défendit à Adam de toucher aux fruits de l'arbre de la science du bien et du mal, n'indiquait-il pas assez clairement que le mal ne deviendrait l'un des éléments de l'humanité que par la faute de l'homme?

Non, encore une fois, Dieu n'a point fait le mal, puisqu'il a créé l'homme à son image ; non Dieu n'a point fait le mal, parce que Dieu est bon et juste. Et cependant le mal existe ! et cependant, depuis Adam jusqu'à nous il a toujours existé et il existera sans doute jusqu'à la fin des siècles ! C'est dans le limon dont le Seigneur s'est servi pour façonner le corps qu'un germe malfaisant a pu se trouver caché, car ce ne saurait être dans l'élément divin dont il s'est dépouillé pour l'animer et le spiritualiser : la conscience lui avait été donnée pour le sentir, la raison pour l'apprécier et la liberté pour le combattre.

Mais il est un autre mal que le mal moral, c'est le mal physique : c'est la douleur, c'est la maladie, c'est la mort. Devons-nous ici encore accuser le créateur de nos infirmités, de nos maladies ? L'homme, en un mot, est-il né maladif? est-il né mortel? On prévoit notre réponse. Ne voyons pas l'homme seul, étudions l'ensemble des êtres créés. Que voyons-nous ? une succession de vies interrompues individuellement par la mort, mais dont l'ensemble est sans solution de continuité pour l'espèce. Ces vies isolées durent un certain temps, toujours le même à peu près pour les animaux, mais variable, mais amoindri chez ceux qui sont civilisés, et chez l'homme en particulier.

Cette diminution de la vie coïncide donc avec l'état de domesticité chez l'animal, avec l'état de civilisation chez l'homme, c'est-à-dire, qu'il est dû à la même cause ; car en soumettant l'animal à nos besoins ou à nos caprices, nous lui avons inculqué les vices de notre civilisation.

L'animal sauvage est rarement malade, et, à moins d'accident fortuit, il mesure en entier la carrière qu'il devait parcourir.

L'homme primitif a été comme l'animal sauvage, il a vécu un ou plusieurs siècles. Adam n'avait-il pas 130 ans quand il a eu son premier enfant ?

Le mal physique, c'est-à-dire la maladie, n'existait donc

pas chez les premiers hommes, et nous la devons au progrès de l'espèce ; j'allais dire à sa détérioration physique.

Sans doute, les animaux sauvages, et l'homme primitif, ont été, comme ils le sont de nos jours, exposés aux accidents, aux blessures, non pas seulement aux événements fortuits causés par l'action des corps étrangers sur le leur, mais encore par leur propre volonté ; la guerre entre les espèces créées est, il en faut bien convenir, un puissant argument en faveur du mal originel ; car la mort de beaucoup d'individus est une condition indispensable de l'existence de beaucoup d'autres. Mais l'instinct, ou le besoin de nutrition n'est malheureusement pas le seul mobile de cette guerre perpétuelle et générale qui livre le plus faible au plus fort ; il y a aussi les passions qui annihilent l'instinct conservateur de l'individu, et cela quelquefois, chose vraiment curieuse, à l'avantage de l'instinct conservateur de l'espèce, sorte de paradoxe dont se sert la nature dans ses intentions souvent impénétrables.

En suscitant ces combats sanglants que se livrent la plupart des animaux à l'époque de leurs amours, n'a-t-elle pas voulu,-en réservant au plus vaillant ou au plus fort la possession de la femelle, assurer la perfection de l'espèce ? C'es Virey, je crois, qui a exprimé cette pensée.

J'ai dit quelque part que les animaux avaient été nos premiers maîtres. Je n'ose insister ici sur une assimilation qui s'est présentée déjà à votre esprit et qui viendrait à l'appui de mon allégation.

Quoiqu'il en soit de cette réflexion peu flatteuse, il n'est pas moins vrai qu'au point de vue philosophique, la guerre entre les espèces est une nécessité. Le poisson se nourrit du frai des autres poissons ; les gros mangent les petits et ceux-là sont mangés ou détruits par l'homme, quand il peut s'en emparer. Les insectes se nourrissent quelquefois de plus jeunes insectes ; ils sont à leur tour mangés par de petits oiseaux, qui sont dévorés par les espèces rapaces.

Les reptiles n'échappent pas plus que les autres animaux à cette loi de destruction. Les mammifères, plus élevés dans l'échelle zoologique, subissent aussi la loi générale ; l'oiseau de basse cour devient la proie du renard, l'agneau est dévoré par le loup, le chevreuil par le tigre, le cheval par le lion, et l'homme, ce roi de la terre, que Dieu avait fait à son image, est en guerre perpétuelle avec tous les êtres créés, et pendant que de son pied puissant il écrase l'insecte du chemin, sa main impitoyable frappe l'innocent animal qu'il a engraissé, pour ses plaisirs plutôt encore que pour ses besoins, quand, plus criminelle encore, elle ne s'arme pas d'un fer homicide.

C'est une réflexion qu'il faut faire tout bas, mais qui n'en est pas moins vraie : la guerre est l'état normal du monde.

Est-ce à dire que l'homme soit né avec ce penchant à la destruction ? Je suis loin de le penser, car avant l'âge de fer l'homme a vécu dans cet âge d'or qu'ont chanté les poètes et qui n'a pas existé seulement dans leur imagination.

Quand Noé, prévenu par le Seigneur, après avoir construit l'arche de salut, y fit entrer à la fois les animaux les plus antipathiques, il fallait bien qu'ils vécussent entre eux en bonne intelligence, ou aucune de ces espèces ne fût arrivée jusqu'à nous.

Mais je m'arrête ; en allant plus loin, je dépasserais le but que je m'étais proposé. Je n'ai voulu prouver qu'une chose ; c'est que les infirmités qui nous accablent du berceau à la tombe, sont acquises et non originelles, et que la civilisation peut en revendiquer la plus large part.

Voyez l'homme à l'état sauvage, ayant à peine un abri contre l'intempérie des saisons, à peine un aliment pour se nourrir ; est-il souvent malade ? non, la maladie, c'est l'exception. Et vous, bien chauffé, bien vêtu, bien nourri, le moindre courant d'air vous donne un rhume ou quelque chose de pis ; chez vous c'est la santé qui est l'exception.

C'est que la civilisation ne s'est sérieusement occupée que de l'un des côtés de la question ; elle n'a vu que l'intelligence de l'homme, c'est à elle seule qu'elle a donné tous ses soins. Les anciens l'avaient mieux comprise, et l'étude de la gymnastique, à laquelle ils avaient donné une prépondérance que nous avons cru longtemps exagérée, nous en fournit la preuve.

Il est vrai que comme nous, ils ont fait fausse route plus d'une fois : ainsi, quand ils se sont étudiés à satisfaire certains instincts dont l'abus a bientôt remplacé la légitime satisfaction. Un seul exemple : Croyez-vous que la préparation des aliments dont on a fait un art, l'art culinaire ; croyez-vous qu'il n'ait pas à lui seul fait plus de victimes que la peste et la guerre réunies ?

Croyez-vous qu'il n'ait pas considérablement diminué la moyenne de la vie humaine ? Un profond observateur, qui opéra naguères une grande révolution médicale, était si bien pénétré de cette pensée, qu'il ne voyait presque plus chez les malades que des désordres des voies digestives ! Il y avait exagération sans doute, mais le fond de la pensée était vrai.

C'est donc le progrès qui nous a apporté le mal avec lui. Mais la civilisation aurait-elle tellement dénaturé notre espèce, qu'il ne restât plus trace d'un passé plus heureux ? Oh non ! l'homme n'a pas été tellement modifié, que la voix du bien originel ne se fasse encore entendre. De même que la volonté a près d'elle la conscience qui lui parle au nom de Dieu ; de même le corps a près de lui la voix de l'instinct de conservation qui lui parle au nom de sa propre vie. Lorsque celle-ci est compromise par la maladie, son langage devient plus accentué ; les médecins le désignent sous le nom de nature médicatrice. *Vis medicatrix.*

Hippocrate est le chef vénéré de cette école, qui professe que dans les maladies, le médecin doit accepter le rôle secondaire de ministre de la nature. Etudier avec soin les causes des états morbides, suivre avec attention leurs symptômes, prévoir les crises que suscite le divin principe conservateur ; les interprêter, les contrarier rarement, les aider presque toujours : telles sont les bases générales de la médecine à laquelle il a donné son nom : la médecine hippocratique, que je vous demande la permission d'appeler la médecine naturelle.

Mais l'art de guérir ne pouvait se contenter de cette simplicité primitive ; la civilisation s'en est emparée, et elle devait le faire, n'eût-ce été que par cette raison : qu'en dénaturant l'homme, elle changeait par cela même la nature et l'expression de ses souffrances.

Loin de moi l'intention de méconnaître les immenses progrès de l'art que je professe. L'organisation mieux connue, l'interprétation physiologique de nos fonctions plus rationnelle, les ressources thérapeutiques accrues et mieux appréciées, sont de ces conquêtes qu'on ne saurait nier ; mais en présence de ces vastes acquisitions et à cause d'elles peut-être, nous faisons quelquefois un humble retour vers le passé, et il nous arrive de courber la tête devant la simplicité des moyens thérapeutiques de la nature.

L'on devrait établir deux grandes catégories de maladies : celles qui tiennent à notre fragilité originelle, maladies naturelles, et celles dont la cause est dans le progrès lui-même, maladies de la civilisation ; à celle-là la médecine naturelle, à celle-ci la médecine scientifique.

Mais pour quelques modifications imprimées par les siècles, le sujet reste le même, et les modificateurs ne sauraient, de fait, beaucoup le changer.

Cette antithèse, sur laquelle j'insiste, je la retrouve souvent, et dans le culte lui-même de la religion chrétienne, avec laquelle la médecine, au reste, a plus d'un point de contact.

Une croix de pierre ou de bois, un prêtre, un peuple agenouillé et recueilli, la voûte des cieux, voilà l'église primitive dans sa noble et riche simplicité.

Croyez-vous qu'elle ait beaucoup gagné à se transformer en magnifiques cathédrales, en somptueux ornements, à se couvrir d'or et de pierres précieuses ; elle a peut être perdu en majesté et en vérité ce qu'elle a gagné en parures. Je crains qu'il n'en ait été un peu ainsi de l'art de guérir. Chez nous, la richesse annonce la misère et quand vous rencontrez beaucoup de remèdes pour une même maladie, soyez sûr qu'il n'y en a pas d'efficaces.

Modifiée par le progrès, la médecine a dû en suivre les errements, — j'allais écrire les erreurs, — aussi s'est-elle transformée à son gré; elle a été tantôt spiritualiste, vitaliste, animiste, théocratique même ; tantôt, au contraire, physique, chimique, organique, organo-physiologique, ou tantôt encore éclectique, symptomatique, toujours rationnelle bien entendu, mais pas toujours raisonnable ; nous le croyons au moins. Un seul système n'a jamais varié, il a résisté aux siècles qui en ont tant détruit et vu tant naître, parce qu'il était calqué sur l'interprétation de la nature.

Il est un fait si simple en lui même qu'il a été bien souvent négligé ou méconnu, c'est que, lorsqu'un désordre quelconque arrive dans notre machine, immédiatement la nature médicatrice se met en travail pour le réparer. Bien heureux quand, nous croyant plus savants qu'elle, nous ne mettons en jeu tout notre arsenal pharmacologique pour l'en empêcher. C'est qu'aussi la nature est bien ancienne ! Elle radote, et comme nous le disons dans notre siècle de lumière, elle est rococo !

Nous avons changé tout cela, aurait dit ce méchant Molière ; la maladie, c'est notre bien, notre propriété à nous médecins et nous sommes bien libres de l'habiller à la mode. Le mot n'est pas déplacé, Messieurs, j'ai honte de le dire, il n'est que trop vrai. La mode a étendu son despotique empire jusque là. Je n'en veux qu'une preuve à la portée de tous. Il y a quelques années, on saignait toutes les femmes enceintes, aujourd'hui la mode est de ne plus le faire.

Dans un autre ouvrage, je vous ai longuement entretenu de cette puissance occulte qui veille sans cesse sur les existences qui lui sont confiées : je n'ai point l'intention d'y revenir ici, mais je ne puis me dispenser de vous citer quelques exemples, pour vous mieux faire sentir mon antithèse.

Vous êtes appelé près d'un homme pris de vomissements ou de diarrhée, si vous voulez. Qu'elle est la première pensée qui vient à l'esprit du médecin de la science? Ce n'est pas toujours la meilleure, quoiqu'en ait dit un mot devenu célèbre, et cependant, il ne faudrait pas toujours l'écouter. En présence de ce malade fatigué par de pénibles évacuations, il va s'efforcer de les arrêter. Qu'elle sera l'impression du médecin de la nature ? Ce sera avant tout de rechercher s'il n'a pas affaire à une crise salutaire, dont le but est de débarrasser l'estomac ou l'intestin de saburres nuisibles.

Je sais parfaitement bien que cette appréciation ne s'applique pas à tous les médecins ; je choisis deux types exceptionnels pour mieux faire saisir ma pensée.

J'en prends même plus de deux et je dis : Celui-ci imbu des principes d'un système qui a fait son temps (il est des hommes qui ne vieillissent jamais), va appliquer des sangsues et donner de l'eau de gomme. Celui-là (il est des hommes qui vieillissent trop vite), va donner des potions gazeuses et du bismuth. Un troisième (jeune et vieux à la fois), va donner ici un vomitif et là un purgatif. Et un quatrième (vieillard cacochyme, si vous voulez), va faire de la médecine expectante, en se bornant à quelques boissons adoucissantes, avant de savoir s'il doit arrêter ou favoriser ces évacuations qui ont beaucoup de chances pour finir d'elles-mêmes.

L'homéopathie a vraiment du bon ; elle a au moins l'avantage de ne contrarier en quoi que ce soit, les efforts médicateurs de la nature. Ne rendrait-elle que le service de ne rien faire, que nous devrions lui être reconnaissants du mal qu'elle n'a pas fait.

Serait-ce donc à dire que je mette en doute l'efficacité de la médecine ? Oh, Messieurs, vous ne me ferez pas l'injure de le croire. Chaque médaille a son revers, et c'est de lui que je m'occupe en ce moment.

Encore quelques exemples toutefois. Voici un homme qui, après un refroidissement subit, est atteint d'une fluxion de poitrine ; il souffre d'un point de côté ; il tousse, il crache du sang, il brûle, il a de la fièvre, une soif vive, etc. ; je m'arrête à ces quelques symptômes. Voyons le traitement du médecin de la science ?

Une saignée au bras et une application de sangsues *loco dolenti ;* je n'ai rien à dire à cela, sinon que ce traitement est jusque là parfaitement logique et naturel, en ce sens, qu'en diminuant la masse du sang, il rend la circulation capillaire du poumon plus facile et amoindrit l'éréthisme général, la fièvre, en un mot. Mais c'est peut-être parce qu'il est logique et naturel, qu'on s'en écarte fréquemment aujourd'hui et qu'on lui substitue souvent un traitement emprunté à l'Italie, qui consiste à donner l'émétique à haute dose.

Je ne nie pas que ce mode thérapeutique ne donne des succès, nombreux même, mais je dis qu'il s'écarte des inspirations de la nature. Celle-ci vous montre, en effet, dans les liquides expectorés, que le sang engoue le poumon et qu'elle essaye de l'en débarrasser. Venez-lui donc en aide, en le faisant couler artificiellement ; mais non : de même que tout-à-l'heure, vous vouliez arrêter des évacuations, de même aujourd'hui, vous vous préoccupez d'arrêter un autre symptôme, l'hémopthisie.

Votre malade tousse : encore même systême, arrêter la toux en engourdissant la sensibilité par des opiacés. Mais avez-vous bien réfléchi à ce qu'est ce symptôme, la toux ! c'est tout simplement un effort que fait la nature pour débarrasser les bronches des mucosités qui s'opposent au passage de l'air. Voyez le vieillard, le malade débilité, l'enfant ; s'ils ne toussent pas, ou si la toux est impuissante à provoquer l'expulsion des mucosités de l'arbre aérien, ils périssent asphyxiés. La toux n'est donc pas en elle-même, un symptôme dangereux qu'il faille combattre inopinément. Mais je continue. Notre pneumonique brûle, il a de la fièvre et une soif vive. Sa peau est brûlante, disons-nous, et instinctivement il se découvre pour chercher un peu de fraîcheur, mais la garde-malade est là, et cédant, elle aussi, quelque peu aux préjugés scientifiques, elle s'empresse de lui replacer les bras sous les couvertures; heureux si elle ne l'emmaillotte de manière à lui laisser à peine le nez à l'air. C'est lui qu'elle devrait cacher le premier, si elle était conséquente, car c'est par là que l'air se fraye un passage vers l'organe malade.

C'est une chose vraiment surprenante que l'exagération de précautions que chacun prend pour se garantir du froid, et le peu de soins que l'on met à se débarrasser du chaud. Il semblerait qne l'un soit un ennemi implacable et l'autre un ami constant. Ainsi, dès le commencement de la maladie que j'ai pris pour exemple, il y a des frissons et l'on s'empresse avec raison de réchauffer le malade ; mais la réaction se fait bientôt, et le corps se charge de calorique. Si vous étiez conséquent avec vous-même, vous lui permettriez alors de se raffraichir, mais loin de là, vous continuez à le tenir couvert, vous le couvrez même davantage. Et-ce là une conduite rationnelle ? si c'est la logique de la science, ce n'est pas assurément celle de la nature.

Votre malade est dévoré par la soif, il vous demande en suppliant une goutte d'eau fraiche, et vous, vous lui donnez de l'infusion pectorale bien chaude et bien sucrée ! Qui donc se trompe ici ? la science ou la nature ; Dieu ou l'homme ?

Cette frayeur de la science, pour le froid dans les maladies, s'est beaucoup calmée depuis que de hardis novateurs ont osé soumettre le corps sortant d'une chaude étuve à une colonne d'eau glacée, et qu'elle a vu que l'impression produite par ce brusque changement de température, loin d'être insupportable, était très tolérable et même fort agréable au corps. Elle a dû être plus étonnée encore quand elle a appris que, non moins téméraires, des médecins n'avaient pas craint de faire des affusions froides pour calmer l'ardeur des scarlatineux. Cette crainte était due uniquement à la science, mais pas assurément à la nature, qui sollicite si impérieusement alors un peu de fraîcheur.

Le jour où un médecin s'est permis de dire : Voulez-vous provoquer une abondante transpiration ? enveloppez le corps dans un drap mouillé d'eau froide. Ce jour-là a dû ressembler à celui où Boutigny est venu jeter à la face des savants cet autre paradoxe scientifique : Voulez-vous produire instantanément de la glace ? jettez une goutte d'eau sur un métal chauffé à blanc !

Voilà de ces vérités renversantes, passez-moi cette expression, qu'il faut bien accepter, sauf à en laisser quelquefois l'explication, non à la sience, mais à la nature, qui ne nous a pas encore dévoilé tous ses secrets. Chaque siècle, croyez-le bien, aura ses petites déceptions, et elle s'amusera plus d'une fois encore à renverser nos fragiles théories.

Mais j'ai encore un symptôme à étudier, c'est la fièvre. Qu'est-ce que la fièvre ? c'est une puissance mise en jeu par cette même nature, pour chasser quelque chose qui nuit au corps ; c'est l'expression du phénomène élaboration. Ce n'est donc pas en soi, chose nuisible, que la fièvre, et le médecin qui s'attacherait à poursuivre ce symptôme, prendrait assurément l'ombre pour le corps. Il y a plus, c'est qu'en s'étudiant à l'annihiler, il contrarierait l'effort curateur que se propose la nature ; je dis l'annihiler, car je ne prétends pas qu'on ne doive chercher à la modérer si elle est trop violente ; je veux seulement mettre en lumière ce contraste : c'est que, le médecin de l'école de la science se préoccupera tout d'abord de la combattre, surtout, ainsi que cela arrive souvent, si elle se présente avec des exacerbations, et que le médecin de l'école de la nature, au contraire, se demandera tout d'abord si cet agent thérapeutique atteint, ou s'il ne dépasse pas les limites nécessaires à l'effet éliminateur qu'il sollicite, en vue de débarasser l'économie de quelque chose qui lui nuit.

Quò natura vergit eò ducendum. Voilà un aphorisme qui résume tout un systême ; permettez-moi de m'y arrêter un instant.

Suivre les voies de la nature, disons-nous. Notre médecine scientifique qui affiche la prétention, non de la suivre, mais de la guider, cette mère nature, n'a cependant pas d'autre origine que sa sœur, la médecine naturelle. Qui donc lui a enseigné l'utilité des émissions sanguines, si ce ne sont des hémorragies critiques ? Qui lui a appris l'usage des vomitifs ou des purgatifs, si ce ne sont les évacuations naturelles curatives? Qui lui a dit de donner des diurétiques ou des drastiques dans les hydropisies, si elle n'avait appris de cette bonne nature comment elle s'y prend pour guérir quelquefois une ascite? Qui lui aurait enseigné à ouvrir un abcès, à amputer même un membre, si elle ne le lui eût dit ? Qui, en un mot, eût créé la médecine, si ce n'avait été le grand médecin de tous les temps et de tous les siècles ?

Je ne vais plus m'occuper que de quelques considérations générales, qui devront résumer des opinions qu'à plusieurs reprises j'ai émises devant vous.

Il y a eu, depuis Hippocrate jusqu'à nous, bien des systèmes en médecine, mais il ne saurait y en avoir qu'un bon, c'est celui qui s'appuie sur la nature elle-même, c'est la médecine naturelle. Son application est bien simple, la voici :

1° Etudier avec soin les causes des maladies afin de les éloigner si leur action est encore persistante, ou d'en mieux combattre les effets si elles ont cessé d'agir.

2° Examiner avec l'attention la plus scrupuleuse les phénomènes, ou si mieux vous aimez, les symptômes, les troubles que ces causes morbides auront apporté dans le jeu normal des fonctions.

3° Au milieu du désordre de l'organisme s'attacher à reconnaître les tendances de la nature médicatrice, afin de ne pas contrarier, par une médication intempestive, la voie de salut qu'elle a choisie ; l'y maintenir et l'y aider même, s'il y a lieu.

4° Ne point oublier les trois éléments dont se compose cette puissance protectrice dans les maladies, à savoir : la concentration, l'élaboration et l'élimination. (1)

5° Se rappeler, toutefois, qu'en raison même des modifications qu'a subies l'individu soumis aux exigences, aux erreurs ou aux vices de la civilisation, le langage de la nature s'est trouvé non seulement modifié dans son expression, mais même dans ses conséquences.

Ainsi, voici un homme qui a le cerveau surexcité depuis longtemps, ou par des occupations intellectuelles prolongées, ou par une circulation trop active, conséquence d'abus du régime alimentaire. Cet homme tombe frappé d'apoplexie ; si le vis médicatrix avait fait son devoir, il eût déterminé une hémorragie à l'extérieur du crâne, une epistaxis par exemple, et le malade eût été préservé. De là une accusation en règle que porte la science à la nature.

---

(1) *Causeries médicales 1859*

Mais veuillez bien remarquer que moi, son indigne avocat, je vous dis que ceci est une nouvelle preuve de sa puissance curative ; une perte de sang était nécessaire, une saignée lui semblait utile, elle la pratique quelquefois par le nez, mais ici, bien malheureusement, dans une cavité close, dans un organe où elle ne voulait pas, où elle ne devait pas la faire, et où elle ne l'eût pas faite, si vos excitations continuelles n'y eussent appelé le sang.

Il faut bien convenir, toutefois, car je ne voudrais pas être trop exclusif, qu'il y a de ces erreurs de nature dont la civilisation ne saurait être responsable ; non seulement des erreurs qu'a enregistrées la tératologie, mais aussi des erreurs de physiologie pathologique. Ainsi que je le disais à l'instant, en effet, des épanchements de diverses sortes peuvent se faire dans des cavités closes et amener la mort. Mais on dirait que lorsque la nature a elle-même reconnu l'inutilité de ses efforts pour arriver à un heureux résultat, elle s'attache à réparer, par les moyens les plus ingénieux, le mal qu'elle a causé. Exemple : un épanchement de sérosité, de pus se fait dans l'une des cavités pleurales ; pas d'issue, c'est une poche sans ouverture ; et vous la voyez travailler à amincir peu à peu les parois qui offrent le moins de résistance ; une tumeur intercostale se forme, et bientôt le liquide se fait jour à l'extérieur.

Quelquefois elle use d'un autre stratagême : elle provoque une crise vers la peau ou vers le rein, et des sueurs profuses ou d'abondantes urines vont vider, en quelques heures peut-être, un épanchement qui datait de plusieurs mois. Est-ce l'épanchement cérébral dont je vous ai parlé? A peine le caillot est-il formé que les vaisseaux absorbants se mettent à l'œuvre pour le faire disparaître, et nous savons qu'ils y réussissent souvent, et cela sans notre concours.

Il ne faut pas perdre de vue ce fait que nous avons déjà signalé, c'est que le vis médicatrix est resté le même depuis que la nature en a doté les animaux et que ceux-ci, et l'homme en particulier, sont loin d'être restés ce qu'ils étaient au moment de la création. La puissance est la même, mais le mobile est changé : c'est le morceau de bois que les siècles ont agatifié ; quelques rayons calorifiques suffisaient à le brûler, aujourd'hui le foyer le plus ardent peut à peine le modifier.

Serait-ce à dire, en dernier résultat, que notre rôle doive se borner a faire ce qu'on a appelé la médecine expectante ? Quelquefois, oui ! Toujours, non !

Ministre de la nature, le médecin doit marcher d'accord avec elle, tant qu'elle tient compte elle-même des modifications que les climats, les habitudes et les errements de la civilisation ont apportés au sujet primitif sur lequel elle exerce son influence. *Quò natura vergit, eò ducendum.*

C'est lorsquelle s'écarte de cette voie, que le médecin doit l'y ramener ; c'est encore lorsque, seule, elle semble impuissante à conjurer le mal. Ainsi une fièvre intermittente frappe-t-elle un individu ? ses efforts pour éliminer le poison miasmatique seraient impuissants, si nous ne l'aidions par un anti-périodique. Ainsi une substance vénéneuse ou un poison sont-ils ingérés ou inoculés ? sans attendre les effets de sa puissance éliminatrice dont la lenteur pourrait être fatale, nous nous hâtons, avec raison, d'évacuer ou de neutraliser l'agent toxique.

Au lieu d'un miasme, d'un poison, est-ce un virus ? Le cas est le même, et c'est ici que je suis heureux de trouver l'occasion de rendre justice à la science. — Je lui dois bien une réparation.

Le fer, le soufre et le mercure sont de ces agents thérapeutiques, que la puissance de la nature ne saurait suppléer.

Il est évident qu'abandonnée à elle même, la syphilis va porter ses ravages destructeurs dans toute l'économie et que quelques grammes d'un sel hydrargirique vont les neutraliser.

Il n'est pas moins vrai qu'un traitement ferrugineux va rappeler à la vie cette jeune chlorotique, qui s'incline vers la tombe. Qu'une pommade soufrée va guérir une dégoûtante maladie de la peau. Nous ne saurions, sans injustice non plus, méconnaître la puissance de certains préservatifs, et ne pas bénir cet immense bienfait du progrès, qui nous a enseigné l'art de conjurer la douleur elle-même.

Mais je vais plus loin encore, et je ne dis plus que nous devons aider la nature médicatrice dans son impuissance, je dis que, dans quelques circonstances, nous devons nous déclarer ouvertement contre elle et faire ce qu'on a appelé la médecine pertubatrice ; c'est lorsque, abandonnée à ses seules moyens thérapeutiques, la maladie doit être ou longue ou dangereuse.

Mes concessions toutefois, ne sauraient aller au-delà, et à part les intentions, bien entendu, je classe dans la même catégorie, les savants qui voient une panacée dans un remède que quelques succès fortuits ont trop souvent rappelé à leur mémoire et le charlatan éhonté qui vend la moutarde blanche, par exemple, comme un remède efficace contre la mort, ou l'innocente bouillie d'avoine comme un anti-phthisique infaillible.

L'erreur des premiers tient à l'oubli des quelques principes que je viens de formuler. Trop souvent ils n'ont pas vu la maladie dans son acception générale, ou, comme le dirait l'école de Montpellier, ils n'ont pas vu la maladie, ils n'ont vu que l'affection ; un symptôme les a frappés et les a éblouis. Peut-être aussi des réminiscences d'un autre temps ou des préjugés sociaux les ont-ils dirigés à leur insu. Il fut un temps, en effet, où les formules thérapeutiques n'avaient de valeur qu'en raison du nombre de médicaments qui entraient dans leur composition. Il fut un temps aussi où le médecin n'avait de valeur lui-même, aux yeux du monde, que lorsque ses prescriptions pouvaient se mesurer à l'aune.

D'un autre côté, le progrès de la science nous a peut-être

fait tomber dans une exagération blâmable, et quelques-uns n'ont plus vu dans un remède qu'un médicament, et les alcalis végétaux ont remplacé l'agent thérapeutique, dont les siècles avaient sanctionné l'efficacité.

Sans doute, ces réductions pharmacologiques ont leur bon côté et nous ont rendu d'immenses services. Je ne m'en plaindrais pas si, en fils dénaturés, ils n'avaient détrôné leur mère ; il y a plus pour quelques-uns, c'est qu'ils étaient inaptes à la remplacer. Exemple : l'huile de foie de poisson, que l'on a cru un moment pouvoir remplacer par l'iode, l'eau de Vichy, par le bi-carbonate de soude, etc.

Ainsi, de même que le médecin de la nature doit distinguer la maladie de l'affection, l'affection des symtômes, et ne considérer ceux-ci, le plus souvent au moins, que comme la conséquence ou l'un des éléments de celle-là , de même aussi il doit distinguer avec soin la médication du remède, et même ce dernier du médicament proprement dit.

A la maladie il opposera la médication, à l'affection le remède, au symptôme le médicament.

Un exemple encore; c'est le seul moyen de se faire bien comprendre. Voici un homme sanguin : son pouls bat avec violence, ses yeux sont injectés, la tête est pesante et douloureuse ; il a eu quelques frissons, mais en ce moment la peau est brûlante ; il est agité et sa respiration est accélérée. Voilà la maladie à son premier jour, vous ne sauriez la désigner autrement que par deux mots vagues : état pléthorique, ou encore, pléthore. Quelle sera la médication ? Antiphlogistique.

Mais le lendemain survient de la toux, un point de côté, des crachats rouillés, des râles crépitants. Voilà l'affection : pneumonie. Quel sera le remède ? Sangsues, cataplasmes émolliens, topiques calmants ou dérivatifs, vésicants, etc.

Mais voici un symptôme prédominant qui brise la poitrine

du malade, la toux. Quel est le médicament pour la modérer ? Juleps loochs, boissons béchiques, émollients, etc. Ce n'est point la toux, c'est la soif qui fatigue votre malade : quel est le remède à la soif? Des boissons rafraîchissantes, et ainsi des autres symptômes.

Voulez-vous un autre exemple ? Ce sera un état opposé à la phléthore. C'est une jeune fille pâle, que le moindre mouvement fatigue, dont la moindre émotion bouleverse le système nerveux ; elle a des palpitations, des bruits anormaux dans les oreilles ; elle est sans force, sans appétit; elle est chlorotique enfin. Quelle est la médication que réclame cet état maladif général ? La médication réconfortante, tonique.

Quelle est l'affection ? La diminution des globules sanguins, l'appauvrissement du sang. Quel est le remède à cette affection ? Les ferrugineux.

Quel sera parmi ces remèdes le médicament que vous choisirez ? Tantôt le fer en nature ou à l'état d'oxide ou de sel, suivant la prédominance de tel ou tel symptôme, de telle ou telle prédisposition de l'économie.

Sans perdre de vue les trois éléments isolés qui constituent l'état morbide, le ministre de la nature n'oubliera jamais de les réunir mentalement, de manière à rattacher à leur source originelle, les diverses manifestations que peut suggérer l'instinct conservateur qui les dirige. Ce talent précieux que les livres n'enseignent point et que l'expérience ne donne même pas à tous, s'appelle le tact médical. Il ne saurait s'acquérir que par l'observation scrupuleusement étudiée des voies que la nature suit dans sa thérapeutique.

Si, ainsi que nous croyons l'avoir démontré, la puissance médicatrice de la nature joue dans les maladies internes un rôle trop souvent négligé ou méconnu par l'école moderne ; que n'aurions-nous pas à dire en faisant l'application de nos principes aux affections chirurgicales ! Ici, cependant, point d'explications hasardées, point de déductions douteuses ; tout se passe sous nos yeux, à la portée de nos sens, à ciel ouvert souvent; et, malgré ces conditions heureuses d'appréciation, nous voyons tous les jours de hardis, pour ne pas dire de téméraires opérateurs, dans leur impatience scientifique, sacrifier une partie du corps que la nature eût conservée.

A part quelques exceptions, toutefois, nous devons convenir que la chirurgie moderne entre dans une voie conservatrice que nous sommes heureux de signaler.

Aujourd'hui on ne sacrifie plus un membre sans s'être bien assuré que la nature est impuissante à le conserver. Il est bien encore, je l'ai laissé entrevoir, de trop zélés opérateurs, prêts à couper la moitié de la tête pour sauver l'autre; mais ces exemples sont rares et la grande majorité des praticiens commence à comprendre qu'il est un chirurgien plus savant qu'eux, qu'il importe de consulter avant de s'armer du couteau chirurgical. Combien de fois, en effet, la nature n'a-t-elle pas rappelé de jugements qui semblaient sans appel ! combien de membres condamnés à l'amputation n'a-t-elle pas sauvés ! le chirurgien d'un grand hôpital me disait, il y a quelques jours à peine : dans les plaies étendues, dans les grands délabrements des membres, j'applique un bandage approprié, que je laisse en place huit à dix jours parfois, quelque souillé qu'il soit par le pus ou les autres liquides qui s'échappent de la blessure. J'attendrais que les vers s'y missent, si je l'osais, sans y toucher.

C'est là ce que j'appelle l'art de ne rien faire, en confiant à un plus habile, la direction du traitement. C'est cette même pensée qu'exprimait, dans son naïf langage, le père de la chirurgie française : « Je t'ai pansé, Dieu te guarisse » disait A. Paré ; et, en effet, quel est le médecin observateur qui n'ait acquis, après quelques années d'exercice de son art, des preuves trop réitérées de son impuissance ! Quel est celui qui croit encore qu'avec quelques grains d'une poudre ou quelques tasses d'une infusion, quelques cuillerées d'une potion, il va remédier à un grave désordre de l'économie ! dût en souffrir notre amour-propre, il en faut bien convenir, ce n'est pas nous qui guérissons ; nous ne faisons que préparer la voie, en écartant les obstacles, en nettoyant ou nivelant le terrain, en fournissant quelques matériaux, mais l'architecte, seul, répare et reconstruit l'édifice que la vie et ses accidents avaient ébranlé.

Notre rôle, ainsi réduit, est encore assez beau pour que nous ayons le droit de nous en enorgueillir ; il est assez élevé pour nous susciter de mesquines jalousies ou nous valoir de méchants sarcasmes ; assez utile à l'humanité pour qu'elle nous paie d'ingratitude ; assez noble, enfin, pour que les dieux et les rois aient tenu à honneur de l'exercer.

J'ai terminé, Messieurs ; je n'ai voulu, dans cette courte dissertation, qu'appeler l'attention sur la fausse direction dans laquelle se fourvoie, à mon sens, la thérapeutique, et qui tend à l'écarter de plus en plus du sentier que lui avait tracé le père de la médecine. Je ne puis avoir la prétention de la réformer, mais j'ai voulu donner mon coup de marteau à la base du piédestal sur lequel on a édifié la science médicale moderne. Peut-être le jour n'est-il pas loin où un plus fort, où un plus habile l'abattra d'un coup de massue.

Havre, 19 novembre 1862

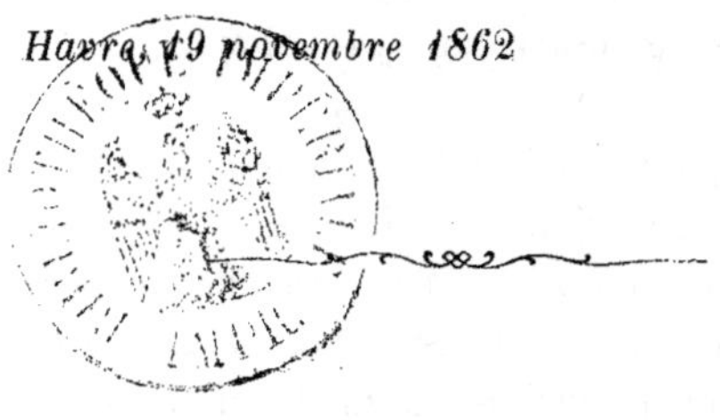

Havre — Imp. Lepelletier, pl. Louis-Philippe.

www.ingramcontent.com/pod-product-compliance
Lightning Source LLC
LaVergne TN
LVHW052022160826
845678LV00003B/1162
* 9 7 8 2 3 2 9 6 5 1 2 4 8 *